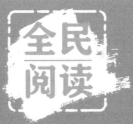

全民阅读

总主编
何清湖

中医养生进家庭口袋本丛书

强健肺

主编／彭　亮

U0147334

全国百佳图书出版单位
中国中医药出版社
·北京·

图书在版编目（CIP）数据

强健肺 / 何清湖总主编；彭亮主编 . --北京：中国中医药出版社，2024.4

（全民阅读 . 中医养生进家庭口袋本丛书）

ISBN 978 - 7 - 5132 - 8667 - 1

Ⅰ.①强… Ⅱ.①何… ②彭… Ⅲ.①补肺 - 养生（中医）- 基本知识 Ⅳ.①R256.1

中国国家版本馆 CIP 数据核字（2024）第 053226 号

中国中医药出版社出版

北京经济技术开发区科创十三街 31 号院二区 8 号楼

邮政编码 100176

传真 010-64405721

山东临沂新华印刷物流集团有限责任公司印刷

各地新华书店经销

开本 787 × 1092 1/32 印张 3.25 字数 61 千字

2024 年 4 月第 1 版 2024 年 4 月第 1 次印刷

书号 ISBN 978 - 7 - 5132 - 8667 - 1

定价 29.80 元

网址 www.cptcm.com

服务热线 010-64405510

购书热线 010-89535836

维权打假 010-64405753

微信服务号 zgzyycbs

微商城网址 https://kdt.im/LIdUGr

官方微博 http://e.weibo.com/cptcm

天猫旗舰店网址 https://zgzyycbs.tmall.com

《全民阅读·中医养生进家庭口袋本丛书》

编委会

总 主 编 何清湖

副 主 编 刘富林 张光霁

编 委（以姓氏笔画为序）

王 震 王美红 朱 嵘 朱金玲 朱爱松 刘 倩

刘红云 刘继洪 汤 军 孙德仁 李 婧 李冠豪

李晓屏 吴山永 何婉红 沈 菁 张 晋 张国山

张国豪 张振宇 张晓天 张冀东 罗树雄 郑衍庆

夏旭婷 夏梦幻 高 峰 黄 琦 彭 亮 韩月英

韩海宏 曾律滔 谢 胜 谢明霞 谢洁如 谭金晶

潘 维 魏澹宁

学术秘书 张冀东 胡宗仁

《强健肺》

编委会

主　　编　彭　亮

副　主　编　张冀东　沈　菁　张国山

编　　委　阮　磊　段苗苗　张曾宇　穆盼盼　陈亦民　黄　博

作为我国优秀传统文化的瑰宝，中医药在治病养生方面做出了卓越贡献，是具有中国特色的文化符号和医疗资源。在国家一系列政策和法律法规的支持下，中医药事业不断向前发展，发挥着越来越重要的作用。2022年3月，国务院办公厅印发《"十四五"中医药发展规划》，其中提出，要提升中医药健康服务能力，提升疾病预防能力，实施中医药健康促进行动，推进中医治未病健康工程升级。在"中医药文化弘扬工程及博物馆建设"内容中提出，要推出一批中医药科普节目、栏目、读物及产品，建设中医药健康文化知识角。2022年11月，国家中医药管理局等八部门联合印发了《"十四五"中医药文化弘扬工程实施方案》，明确提出要"打造一批中医药文化品牌活动、精品力作、传播平台"，重点任务中包括"加大中医药文化活动和产品供给，每年度打造一组中医药文化传播专题活动，广泛开展中医药健康知识大赛、文创大赛、短视频征集、文化精品遴选、悦读中医等系列活动"。

中华中医药学会治未病分会作为治未病领域的权威学术团体，拥有优质的学术平台和专家资源，承担着推动我国治未病与养生保健行业良性发展的重任，我们以创作、出版优质的中医治未病与养生保健科普作品，传播权威而实用的健康教育内容为己任。把中医药文化融入建设文化强国、增强文化自信的大格局中，加大中医药文化传播推广力度，为中医药振兴发展厚植文化土壤，为健康中国建设注入源源不断的文化动力，是中医药学者进行科普创作的核心基调。为此，我们联合中国中医药出版社推出这套《全民阅读·中医养生进家庭口袋本丛书》，在内容创作和风格设计方面下足功夫，发挥了中华中医药学会治未病分会专家在科普创作方面的集体智慧和专业水准。

　　《黄帝内经》有云"圣人不治已病治未病"，养生的基本原则在于"法于阴阳，和于术数，食饮有节，起居有常，不妄作劳"，养生保健的重点是阴阳气血的平衡、脏腑经络的调和。本套丛书涵盖了保养肾、补阳气、充气血、护心神、强健肺、祛寒湿、调脾胃、通经络、养护肝、增强免疫力10个日常养生保健常见的热门主题，每册书都图文并茂，通俗易懂，是兼顾不同年龄、不同人群的趣味科普读物。每册书分别介绍了以上10个主题所涉及的常用穴位、家常食物、常用中药、家用中成药等，并融汇食疗方、小验方等，轻松易学，照着书中的养生方法坚持去做，能够取得良好的养生保健效果。

本套丛书的编写得到了中医药领域诸多专家的大力支持，感谢湖南中医药大学、湖南医药学院、浙江中医药大学、中国中医科学院西苑医院、湖南中医药大学第一附属医院、上海中医药大学附属曙光医院、广西中医药大学第一附属医院、浙江省中医院、佛山市中医院、中和亚健康服务中心、谷医堂（湖南）健康科技有限公司等相关单位的支持与热情参与。由于时间仓促，书中有尚待改进和不足之处，真诚希望各位专家、读者多提宝贵意见，以便我们在后续修订时不断提高。

中华中医药学会治未病分会主任委员　何清湖
湖南医药学院院长

2024年2月

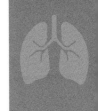

　　中医学认为，人活一口气，养生先养肺，可见肺对于人体健康的作用之大。五脏之中，肺居最高位，被称为"华盖"，是协调五脏六腑的宰相。肺是人体的屏障，主呼吸，肺强免疫力就强，不惧传染性疾病，流行性感冒绕道走；肺又主皮毛，肺好气色就好，红光满面，精神百倍。

　　养肺首先要补肺气，因为肺气的强弱决定着正气的盛衰，"正气存内，邪不可干"，肺气是正气的主要力量。然五脏之中肺最娇嫩，最容易受伤，补养好肺气，才能百病不侵。

　　另外，肺喜润恶燥，自然界的燥气和身体内的火邪最容易使肺受伤。因此，滋阴清肺也是养肺的一个重要环节，尤其是在万物肃杀、燥气袭人的秋季，养肺润燥更是重中之重。肺又喜暖畏寒，所以在寒冷的冬天要给肺做好保暖工作，以免肺"冻伤"，从而预防咳喘。

　　为了让广大读者轻松掌握养肺的妙招，让肺变得强健，我们编写了这本《强健肺》。全书介绍了强健肺的重要穴位、家用食材、常用中药材、中成药等，并融汇食疗方、运动方、小验方等，全方面介绍养肺知识，内容通俗易懂，轻松易学，照着书中的方法做做按摩、吃吃喝喝、做做运动，就能让肺脏坚实、百邪不侵！

彭　亮

2024 年 2 月

目　录

扫描二维码
有声点读新体验

认识肺经
肺掌管呼吸，主一身之气

培补肺气 20 招
养肺就是养命

三 滋阴清肺18招
清肺火，排肺毒

四 秋季润肺17招
解秋燥，防感冒

五 冬季暖肺 20 招
温补肺阳，远离咳喘

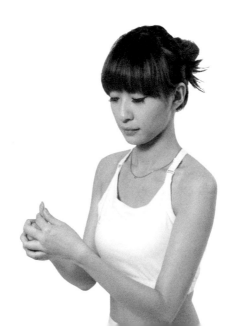

六 男性养肺 18 招
潇洒有精神

七 女性养肺 20 招
气色好，皮肤好，病不找

3 种常见肺系疾病对症调理

强健肺，保平安

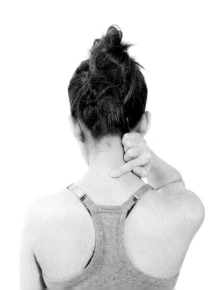

一

认识肺经
肺掌管呼吸，
主一身之气

手太阴肺经

呼吸畅通不咳喘

手太阴肺经位于上肢内侧。肺主呼吸,这是一条与呼吸系统功能密切相关的经络;肺主皮毛,皮肤有问题,也多从肺经入手根治。此外,手太阴肺经还关系到胃和大肠的健康。

循行路线

手太阴肺经起于中焦,属肺络大肠,联系胃及肺系;从肺系出来,外行线起于侧胸上部,循行于上肢内侧前缘,经过寸口,止于拇指桡侧端;分支从腕后分出,止于食指桡侧端。

主治病症

本经腧穴主治呼吸系统和本经脉所经过部位的病症,如咳嗽、喘息、咯血、胸闷胸痛、咽喉肿痛、外感风寒及上肢内侧前缘疼痛等。

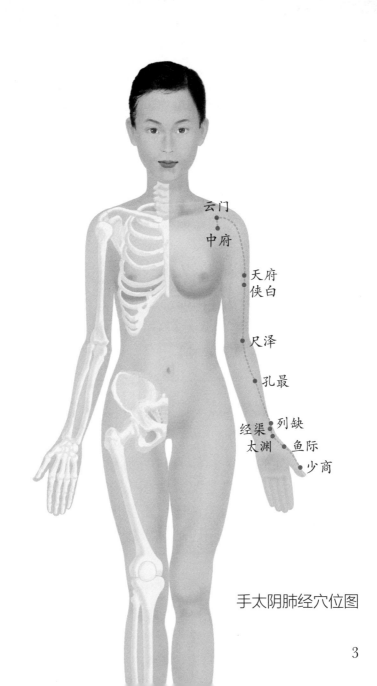

云门
中府
天府
侠白
尺泽
孔最
经渠 列缺
太渊 鱼际
少商

手太阴肺经穴位图

3

肺经重点穴位

孔最穴

哮喘、咯血的常用主穴

功能与主治：肃降肺气，凉血止血。主治肺结核咯血、咽喉炎、扁桃体炎、支气管炎、支气管哮喘、肘臂痛、手关节痛等。

定位：本穴在前臂掌面靠拇指一侧，当尺泽与太渊连线上，腕横纹上7寸。

操作方法：用拇指指腹按压孔最穴1~3分钟，可改善哮喘、预防咯血。

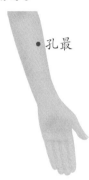
• 孔最

列缺穴

感冒、咳嗽的常用主穴

功能与主治：宣肺解表，通经活络。主治伤风、头痛、颈痛、咳嗽、咽喉肿痛等。

定位：手腕伸直，两手虎口自然平直交叉，食指点在手腕向拇指的侧部，下面的骨头上一个明显的纵向裂隙即是列缺穴。

操作方法：食指指腹按揉列缺穴3分钟，有润肺止咳的功效。

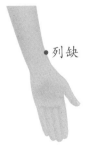
• 列缺

太渊穴

常用主穴 咳嗽、气喘的

功能与主治：补益肺气，止咳化痰，通调血脉。主治胸痹、心痛、脉涩、喘息咳逆、心悸等。

定位：在腕前区，腕横纹上桡动脉桡侧凹陷中取穴，即掌后腕横纹拇指一侧，动脉靠拇指一侧的凹陷处。

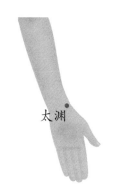

太渊

操作方法：用拇指指腹轻柔地掐按太渊穴 1~3 分钟，以有酸胀感为度。

鱼际穴

常用主穴 清利咽喉的

功能与主治：泄热开窍，利咽镇痉。主治咽喉肿痛、咳嗽、鼻出血、中暑、呕吐、小儿惊风、扁桃体炎、腮腺炎、感冒发热、支气管炎、肺炎、咯血等。

定位：本穴在手外侧，约第 1 掌骨中点靠拇指一侧，赤白肉际处。

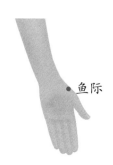

鱼际

操作方法：用食指指腹按揉鱼际穴 3 分钟，有改善咽喉肿痛的功效。

功能与主治：清肺止痛，解表退热。主治重症肺炎所致的高热、惊厥、呼吸急促，以及中风昏迷、扁桃体炎、咽喉肿痛、感冒发热等。

定位：本穴在拇指末节桡侧，指甲根角侧上方0.1寸。

操作方法：用拇指端按揉少商穴，每次按揉3分钟左右，以局部有酸胀感为度。

少商

功能与主治：宣肺理气，舒经活络。主治咳嗽、气喘、胸痛等。

定位：正坐叉腰，于胸部处，锁骨下窝凹陷中，肩胛骨喙突内缘，前正中线旁开6寸处取穴。

操作方法：每天早、晚用中指指腹点揉云门穴1~3分钟。

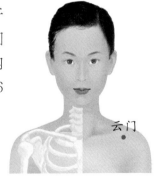

云门

二

培补肺气 20 招
养肺就是养命

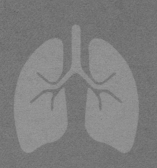

肺气不足
有哪些表现

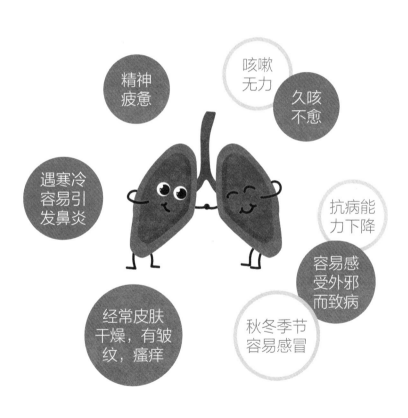

精神
疲惫

咳嗽
无力

久咳
不愈

遇寒冷
容易引
发鼻炎

抗病能
力下降

容易感
受外邪
而致病

经常皮肤
干燥，有皱
纹，瘙痒

秋冬季节
容易感冒

培补肺气：
3 大常用穴位

对症按摩调理方

取穴原理	肺俞是养护肺脏的重要穴位。按摩肺俞可以调补肺气。
功效主治	调补肺气，清热止咳。主治咳嗽、气喘、支气管炎、皮肤瘙痒症等。
穴名由来	"肺"，肺脏；"俞"，输注。该穴是肺气向后背体表传输的部位。

按揉肺俞穴

操作方法

可用两手的拇指或用一只手的食、中两指轻轻按揉肺俞穴，每次按揉 2 分钟。

定位

本穴在后背部，平第 3 胸椎棘突下，脊柱旁开 1.5 寸（二指宽）。

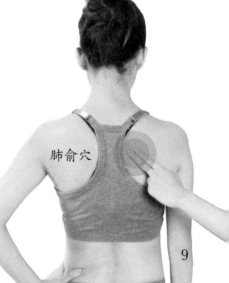

肺俞穴

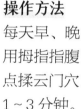

点揉云门穴

取穴原理	云门是肺经之气云集的门户穴位，是调补肺气的要穴。
功效主治	宣肺理气，舒经活络。主治咳嗽、气喘、胸痛等。
穴名由来	"云"，云雾，指脉气；"门"，门户。该穴为手太阴肺经如云雾之脉气所发，是肺气出入之门户，故名"云门"。

操作方法

每天早、晚用拇指指腹点揉云门穴1～3分钟。

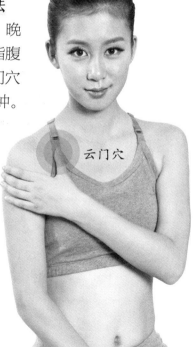

云门穴

定位

正坐叉腰，于胸部处，锁骨下窝凹陷中，肩胛骨喙突内缘，前正中线旁开6寸处取穴。

取穴原理	太渊为肺经原穴，可补益肺气。
功效主治	补益肺气，止咳化痰，通调血脉。主治胸痹、心痛、脉涩、喘息咳逆、心悸等。
穴名由来	"太"，高大尊贵之意；"渊"，深水、深潭。太渊，口中津液名，意为经气深如潭水。

掐按太渊穴

操作方法

用拇指指腹轻柔地掐按太渊穴 1~3 分钟，以有酸胀感为度。

定位

在腕前区，腕横纹上桡动脉桡侧凹陷中取穴，即掌后腕横纹大拇指一侧，动脉靠拇指一侧的凹陷处。

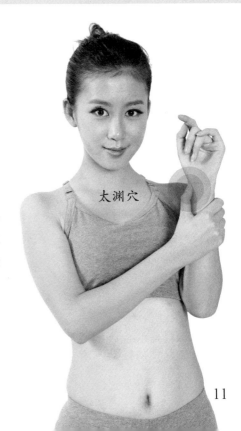

太渊穴

11

培补肺气：
4 种家常食物

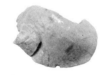

猪肺

性味归经： 性平，味甘，归肺经。

功能： 补肺止咳，止血。用于肺虚咳嗽、气喘、咯血、吐血等。

用法： 炒食、煮食。

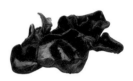

木耳

性味归经： 性平，味甘，归肺、胃、肝经。

功能： 润肺止咳。用于气虚血亏、肺虚久咳等。

用法： 制汤羹、炒食。

禁忌： 孕妇、肠胃不适者不宜食用。

银耳

性味归经： 性平，味甘，归肺、胃经。

功能： 润肺止咳。用于虚劳咳嗽、痰中带血、阴虚口渴等。

用法： 煮食、汤羹。

山药

性味归经： 性平，味甘，归脾、肺、肾经。

功能： 补中益气，补虚和中。用于肺虚喘咳、脾虚食少、久泻等。

用法： 蒸食、煮食、炒食。

其他常见食物： 梨、杏子、蜂蜜、萝卜、芦笋等。

培补肺气：
3 种常用中药

山药

性味归经：性平，味甘，归肺、脾、肾经。

功效主治：补脾胃，益肺肾。用于肺虚久咳。

禁忌：湿盛中满，或有实邪、积滞者禁服。

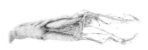

人参

性味归经：性微温，味甘、微苦，归脾、肺、心、肾经。

功效主治：大补元气，补肺益脾。用于肺虚气喘。

禁忌：阴虚火旺者禁用，不宜与藜芦同用。

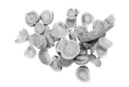

黄芪

性味归经：性微温，味甘，归脾、肺经。

功效主治：补气升阳，固表止汗。用于气虚衰弱引起的倦怠乏力，表虚不固的自汗证。

用法：2~5克，煎服。

禁忌：表实邪盛、气滞湿阻、食积停滞及阴虚阳亢者，均须禁服。

药食同源,培补肺气: 4道精选食疗方

润肺化痰

陈皮蜜枣猪肺汤

材料: 猪肺1个,陈皮1片,蜜枣2枚,杏仁10克。

调料: 盐适量。

做法:

1 蜜枣、陈皮洗净;杏仁去皮,洗净;猪肺洗净,切块。

2 猪肺放到沸水中煮5分钟。

3 瓦煲内加入清水,用大火煮沸后放进所有材料,改用中火煲2小时,加少量盐调味,即可食用。

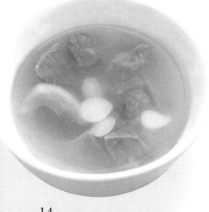

功效

清热解毒,润肺止咳。主治口干咽痛、烦躁口渴、肺热咳嗽等病症。

烹饪妙招

用高汤炖制此汤,味道更为鲜美。

材料：西芹 250 克，鲜百合 50 克。

调料：蒜末、盐各 3 克，香油少许，植物油适量。

做法：

1 西芹择去叶，洗净切段；鲜百合洗净，掰瓣。将西芹段和百合分别焯烫一下，捞出。

2 油锅烧热，下蒜末爆香，倒入芹菜段和百合炒熟，加盐，淋上香油拌匀即可。

西芹百合

润肺，平喘，利尿

功效

百合可以清心明目、润肺、美容养颜，西芹可以清热止咳。两者搭配可辅助调理热性哮喘。

樱桃银耳粥

润肺，美肤

材料：大米 100 克，水发银耳 50 克，樱桃 40 克。

调料：糖桂花、冰糖各 5 克。

做法：

1 大米淘洗干净，浸泡 30 分钟；樱桃洗净；水发银耳洗净，撕成小朵。

2 锅置火上，倒入清水大火煮沸，加大米煮开，转小火熬煮 15 分钟。

3 加入银耳煮 15 分钟后，再加入樱桃、冰糖、糖桂花，煮沸即可。

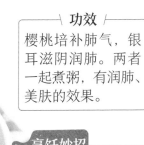

⫸ 功效 ⫷

樱桃培补肺气，银耳滋阴润肺。两者一起煮粥，有润肺、美肤的效果。

烹饪妙招

樱桃不宜长时间熬煮，因为新鲜的樱桃中含有丰富的维生素 C 等水溶性维生素，长时间高温烹调会降低其营养价值。

材料：玉竹、麦冬各 25 克，银耳 15 克，
枸杞子适量。

调料：冰糖 10 克。

做法：

1 将银耳泡发，去蒂，洗净。

2 锅置火上，加入适量清水，放入玉竹、
麦冬、银耳和枸杞子，煮至银耳发黏，
加冰糖搅拌至化开即可。

温馨提示：本方应在医生指导下使用。

改善燥热咳嗽

玉竹麦冬银耳羹

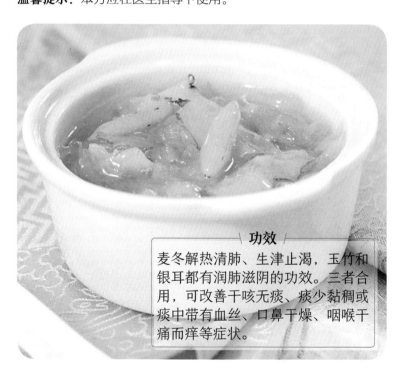

功效

麦冬解热清肺、生津止渴，玉竹和
银耳都有润肺滋阴的功效。三者合
用，可改善干咳无痰、痰少黏稠或
痰中带有血丝、口鼻干燥、咽喉干
痛而痒等症状。

培补肺气：
6种家用中成药

1 百令胶囊

补益肺气。用于肺气虚所致的咳嗽、气喘、咯血等。

2 金水宝胶囊

补益肺气。用于久咳虚喘等。

3 玉屏风颗粒

益气，固表，止汗。用于身体虚弱而引发的感冒、出汗、怕风、面色发白等。

4 黄芪生脉饮

养心补肺。用于气阴两虚导致的心悸气短、胸闷心痛、身体乏力等。

5 麦味地黄丸

滋养肺阴。用于咽干咳血等。

6 补肺丸

补肺益气，止咳平喘。用于肺气虚证之气短、咳嗽气喘、干咳痰少等。

三

滋阴清肺 18 招

清肺火，排肺毒

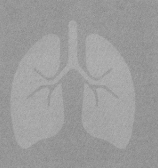

肺阴不足
有哪些表现

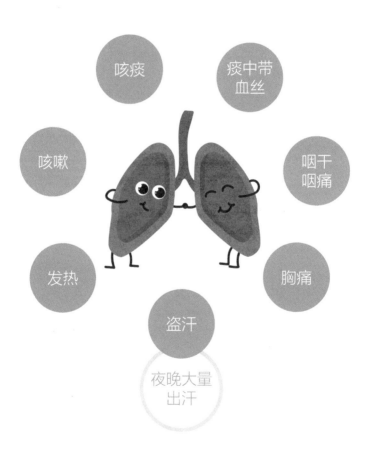

咳痰

痰中带血丝

咳嗽

咽干咽痛

发热

胸痛

盗汗

夜晚大量出汗

滋阴清肺：
2 大常用穴位

对症按摩调理方

取穴原理	尺泽为肺经合穴，五行属水，可清肺降气。
功效主治	清宣肺气，泻火降逆。主治咳逆上气、咳嗽咳痰、咳唾脓血等。
穴名由来	"尺"，指尺部（腕至肘之前臂）；"泽"，沼泽。该穴在尺部肘窝中，脉气流注入此，如水注沼泽。

按压尺泽穴

操作方法

以拇指或食指指腹按压，每次左右手各按压 1~3 分钟，以有放射性酸胀感为佳。

定位

在肘区，肘横纹上，肱二头肌腱桡侧缘凹陷中取穴。

尺泽穴

21

<table>
<tr><td rowspan="3">按揉少商穴</td><td>取穴原理</td><td>少商穴为肺经之井穴，五行属木，其疏通、条达、开泄作用较强，善清肺泻火，逐邪外出。</td></tr>
<tr><td>功效主治</td><td>清肺止痛，解表退热。主治重症肺炎所致的高热、惊厥、呼吸急促，以及中风昏迷、扁桃体炎、咽喉肿痛、感冒发热等。</td></tr>
<tr><td>穴名由来</td><td>"少"，小之意；"商"，五音之一，肺音为商。该穴为肺经井穴，所出为井，是指手太阴肺经脉气外发似浅小水流。</td></tr>
</table>

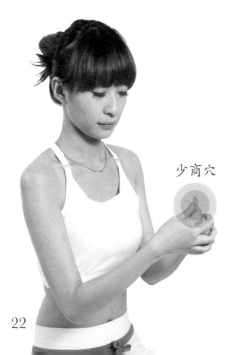

少商穴

操作方法

用拇指端按揉少商穴，每次按揉 3 分钟左右，以局部有酸胀感为度。

定位

本穴在手指，拇指末节桡侧，指甲根角侧上方 0.1 寸。

滋阴清肺：
4 种家常食物

菘菜（大白菜）

性味归经： 性凉，味甘，归胃、大肠经。

功能： 清肺消痰。用于肺热咳嗽等。

用法： 腌制、炒食。

鸭蛋

性味归经： 性凉，味甘，归心、肺经。

功能： 清肺止咳。用于肺热咳嗽等。

用法： 腌制、炒食。

禁忌： 孕妇、中老年人不宜多食。

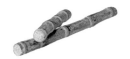

甘蔗

性味归经： 性寒，味甘，归肺、胃经。

功能： 润肺止咳。用于肺燥咳嗽、便秘等。

用法： 榨汁服，或去皮嚼食。

禁忌： 脾胃虚寒、胃寒腹泻者忌服。

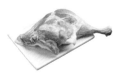

鸭肉

性味归经： 性寒，味甘、咸，归脾、胃、肺、肾经。

功能： 滋阴养胃，健脾补肺。用于水肿、咳嗽痰多。

用法： 煮食、煎汤，或红烧当菜食用。

禁忌： 胃部冷痛、腹泻清稀、腰痛及寒性痛经者应少食。

滋阴清肺：3 种常用中药

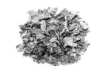

桑叶

性味归经：性寒，味苦、甘，归肺、肝经。

功效主治：清肺润燥。用于肺热燥咳等。

用法：1～3 克，煎服。

禁忌：体虚者慎用。

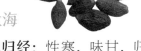

胖大海

性味归经：性寒，味甘，归肺、大肠经。

功效主治：清热润肺，利咽开音。用于肺热声哑、咽喉干痛、干咳无痰等。

用法：1～2 枚，煎服。或用沸水泡汁服。

禁忌：脾虚寒泻者慎服。

川贝母

性味归经：性微寒，味苦、甘，归心、肺经。

功效主治：清热润肺，化痰止咳。用于肺热燥咳、干咳少痰、痰中带血等。

用法：1～3 克，煎服。其价格较贵，以研粉吞服为宜，每次 0.1～0.3 克。

禁忌：寒痰、湿痰及脾胃虚寒之少儿慎服。

其他常用中药：瓜蒌、北沙参、白前等。

药食同源，滋阴清肺：3道精选食疗方

材料： 甘蔗200克，猪排骨500克，胡萝卜1根，鲜茅根100克，鲜怀山药、莲子各50克，陈皮13克。

调料： 盐适量。

做法：

1 甘蔗去皮洗净后切段；鲜茅根、莲子洗净；胡萝卜去皮切块；怀山药去皮洗净，切块；猪排骨切块，焯水后冲净。

2 煲内加水适量，放入陈皮煮开，然后将其他各种食材放入，先用大火煮开，再改小火慢煲3小时，调入盐即可。

猪骨炖甘蔗
清虚热，除燥火

功效
护肝润肺，清虚热，除燥火。

烹饪妙招
猪排骨下锅炖煮前，先用热水烫一下，撇去浮沫。

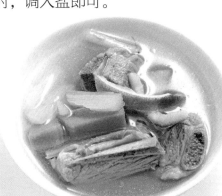

瘦肉白菜汤

材料： 猪瘦肉、大白菜心各 100 克。

调料： 盐、姜片、蒜、植物油各适量。

做法：

1 白菜心洗净，切丝，放入沸水中焯一下，滤干水分待用；猪瘦肉洗净切丝。

2 油烧五成熟，放蒜，炒至金黄色，加瘦肉与姜片合炒，加适量盐和清水煮熟，再加白菜心煮沸即可。

功效

清热解毒，化痰止咳，除烦通便，适用于急、慢性肺炎。

烹饪妙招

瘦肉烹调前不要用热水清洗，否则口感会变差。

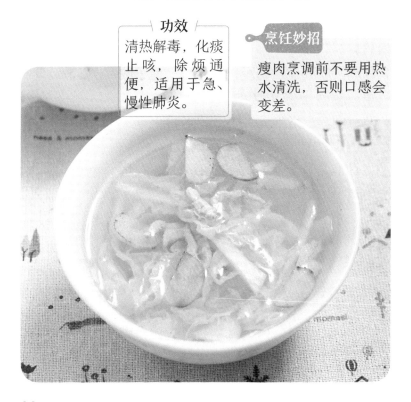

材料: 雪梨 1 个,川贝母 10 克,冰糖 20 克。

做法:

1 将雪梨洗净,从顶部切下梨盖,再用勺子将梨心挖掉,中间加入川贝母和冰糖。

2 将切好的梨盖盖回,拿几根牙签从上往下将梨固定住。

3 将梨放在杯子或大碗里,加水,放在锅中炖 30 分钟左右,直至整个梨变得半透明即可。

温馨提示: 本方应在医生指导下使用。

清肺化痰

川贝冰糖炖雪梨

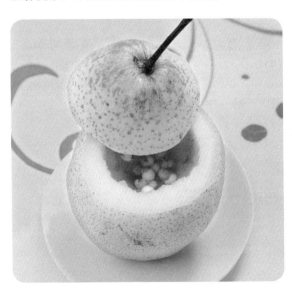

┤ **功效** ├
清肺化痰,
顺气解毒。

27

滋阴清肺：
6 种家用中成药

1 止咳橘红口服液

清肺，止咳，化痰。用于痰热阻肺所致的咳嗽痰多、咽干喉痒等。

2 清咽丸

清热利咽，生津止渴。用于肺胃热盛所致的咽喉肿痛、声音嘶哑、口舌干燥、咽下不利等。

3 蛇胆川贝散

清肺，止咳，化痰。用于肺热咳嗽、痰多等。

4 急支糖浆

清热化痰，宣肺止咳。用于外感风热所致的咳嗽等。

5 养阴清肺膏

养阴清肺，清肺利咽，凉血解毒。用于阴虚肺燥、咽喉干痛、慢性肺炎、干咳少痰等。

6 百合固金丸

养阴润肺，化痰止咳。用于治疗肺结核、慢性支气管炎等。

四

秋季润肺 17 招

解秋燥，防感冒

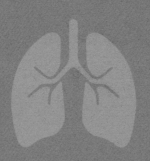

秋天燥气伤肺有哪些表现

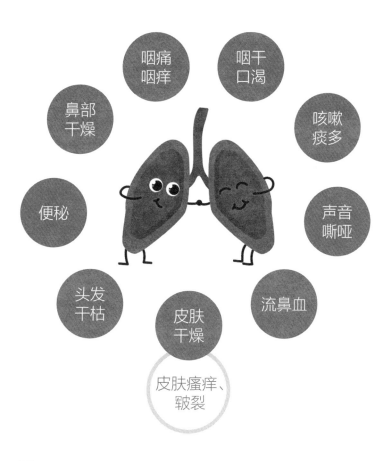

咽痛咽痒

咽干口渴

鼻部干燥

咳嗽痰多

便秘

声音嘶哑

头发干枯

皮肤干燥

流鼻血

皮肤瘙痒、皲裂

秋季润肺：3大常用穴位

对症按摩调理方

取穴原理	尺泽是肺经合穴，可清肺理气。
功效主治	清宣肺气，泻火降逆。主治咳逆上气、哮喘等。
穴名由来	"尺"，指尺部（腕至肘之前臂）；"泽"，沼泽。穴在尺部肘窝中，脉气流注入此，如水注沼泽。

按压尺泽穴

操作方法

以食指指腹按压尺泽穴，每次左右手各按压 1~3 分钟。

定位

在肘区，肘横纹上，肱二头肌腱桡侧缘凹陷中取穴。

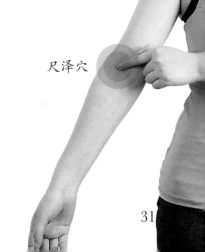

尺泽穴

掐按太渊穴

取穴原理	太渊是肺经的原穴，经常按摩可以滋养肺阴，它在肺经中最先得气，源源不断为肺经提供维持正常生理活动的能量，滋补功能最强。
功效主治	宣肺平喘，理血通络，舒筋活络。主治牙齿疼痛、手腕无力疼痛，以及咳嗽风痰、偏正头痛等。
穴名由来	"太"，高大尊贵之意；"渊"，深水、深潭。太渊，口中津液名，意为经气深如潭水。

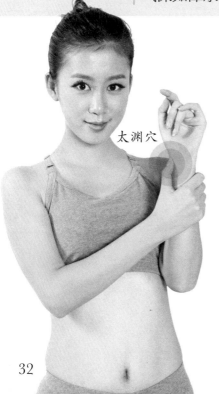

太渊穴

操作方法
用拇指指腹轻柔地掐按太渊穴1~3分钟，以有酸胀感为度。

定位
在腕前区，腕横纹上桡动脉桡侧凹陷中取穴，即掌后腕横纹拇指一侧，动脉靠拇指一侧的凹陷处。

取穴原理	肾经的太溪穴主一身之阴，滋阴效果佳。
功效主治	滋阴益肾，壮阳强腰。主治阴虚之消渴、咯血、咽喉肿痛，肺肾两虚之咳喘，肾阳不足，月经不调。
穴名由来	"太"，大；"溪"，沟溪。该穴为气血所注之处，足少阴肾经脉气出于涌泉，至此聚留而成大溪，故名"太溪"。

按揉太溪穴

操作方法

用对侧手的拇指或食指指腹按揉太溪穴3分钟，力量柔和，以有酸胀感为度。

定位

坐位垂足，由足内踝向后推至与跟腱之间的凹陷处即是。

太溪穴

秋季润肺：
4 种家常食物

梨

性味归经： 性凉，味甘、微酸，归肺、胃经。

功能： 止咳化痰，润肺生津。用于肺燥咳嗽等。

用法： 生食、煮食。

禁忌： 脾胃虚寒、畏冷者不宜多食。

柿子

性味归经： 性凉，味甘、涩，归心、肺、大肠经。

功能： 鲜柿清热润肺，生津止渴；柿霜润肺止咳，生津利咽。用于咳嗽、咯血等。

用法： 生食。

禁忌： 孕妇、体寒者慎食。

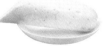

萝卜

性味归经： 性凉，味辛、甘，归肺、胃经。

功能： 清热利咽，消食化痰，凉血生津。用于肺热痰稠、咳嗽咯血等。

用法： 绞汁、生嚼、煎汤、煮粥等。

禁忌： 脾胃虚寒者不宜生食；服人参时，不可同时服用本品。

银耳

性味归经： 性平，味甘，归肺、胃经。

功能： 滋补生津，润肺。

用法： 煮食、做汤羹。

秋季润肺：
3种常用中药

百合

性味归经：性寒，味甘，归心、肺经。

功效主治：养阴润肺。用于肺燥或肺阴虚所致之久咳等。

用法：3~5克，煎服。

禁忌：气滞痰湿者禁服，脾虚便溏者慎服。

玉竹

性味归经：性微寒，味甘，归肺、胃经。

功效主治：滋阴润肺，生津。用于肺胃阴虚所致之燥咳、体虚咳嗽等。

用法：5~10克，泡茶、煮粥、炖汤。

禁忌：脾胃虚寒泄泻者不宜用。

麦冬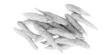

性味归经：性微寒，味甘、微苦，归心、肺、胃经。

功效主治：清心润肺，养胃生津。用于肺阴受伤引起的燥咳、咯血、心烦不安等。

用法：1~3克，煎服。

禁忌：脾胃虚寒泄泻、内有痰饮湿浊者禁用；风寒咳嗽初起者忌服。

其他常用中药：桑叶、平贝母、瓜蒌、甘草、蜂蜜、黄精等。

药食同源，秋季润肺：2 道精选食疗方

润燥养肺

银耳红枣雪梨粥

材料：雪梨 200 克，大米 100 克，去核红枣 20 克，干银耳 10 克。

调料：冰糖 10 克。

做法：

1 干银耳泡发，洗净去蒂，余烫一下，捞出，撕成小块。

2 雪梨洗净，连皮切块；大米洗净，浸泡半小时；红枣洗净。

3 锅中倒清水烧开，加大米、银耳、红枣煮沸，转小火煮 30 分钟，再加入梨块煮 5 分钟，加冰糖煮至化开即可。

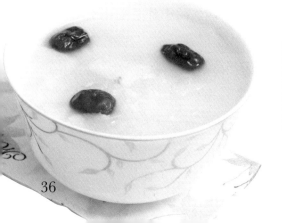

| 功效 |

雪梨与银耳一起煮粥食用可润燥、养肺，还有助于肾脏排泄尿酸。

材料：鲜百合40克，花生米30克，莲藕、大米各100克。

调料：冰糖10克。

做法：

1 鲜百合剥开，洗净；莲藕去皮，洗净后切块；大米洗净，用水浸泡30分钟；花生米洗净。

2 锅内加适量清水烧开，加入大米和花生米，大火煮沸后转小火煮20分钟，加莲藕块继续煮15分钟，加鲜百合、冰糖再煮5分钟即可。

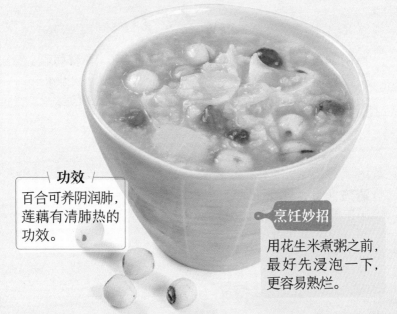

功效

百合可养阴润肺，莲藕有清肺热的功效。

烹饪妙招

用花生米煮粥之前，最好先浸泡一下，更容易熟烂。

秋季润肺：
5 种家用中成药

1 川贝雪梨膏

润肺止咳，生津利咽。
用于阴虚肺热、咳嗽、喘促、口燥咽干等。

2 百合固金丸

养阴润肺，化痰止咳。
用于肺肾阴虚之燥咳少痰、痰中带血等。

3 蜜炼川贝枇杷膏

清热润肺，化痰止咳。
用于肺燥咳嗽，痰黄而黏，急（慢）性支气管炎见上述症状者。

4 健脾润肺丸

健脾开胃，滋阴润肺。
用于改善肺阴亏虚引起的咳嗽、咳痰等。

5 养阴清肺口服液

养阴润肺，清热利咽。
用于咽喉干燥、咽痛干咳、少痰或无痰等。

五

冬季暖肺 20 招

温补肺阳，远离咳喘

肺阳不足
有哪些表现

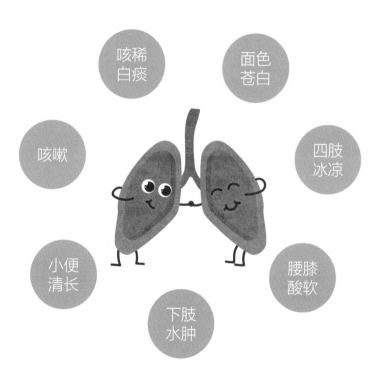

咳稀白痰

面色苍白

咳嗽

四肢冰凉

小便清长

腰膝酸软

下肢水肿

冬季暖肺：
3 大常用穴位

对症按摩调理方

取穴原理	少商为肺经的井穴，有调动经气、平衡阴阳的作用。
功效主治	清肺止痛，解表退热。主治扁桃体炎、咽喉肿痛、感冒发热等。
穴名由来	"少"，小之意；"商"，五音之一，肺音为商。该穴为肺经井穴，所出为井，是指手太阴肺经脉气外发似浅小水流。

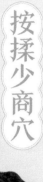
按揉少商穴

操作方法

用拇指端轻轻按揉少商穴，每次按揉3分钟左右，以局部有酸胀感为度。

定位

本穴在拇指末节桡侧，指甲根角侧上方0.1寸。

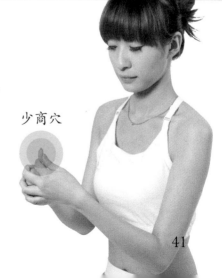

少商穴

取穴原理	中府为肺经的首穴，也是肺之募穴，人体肺气聚集之地，按摩中府可以补充肺部的阳气。
功效主治	止咳平喘，和胃利水。主治咳嗽、气喘、胸痛等。
穴名由来	"中"，中焦；"府"，处所。肺经起于中焦，中府是中焦脾胃之气聚汇肺经之处。

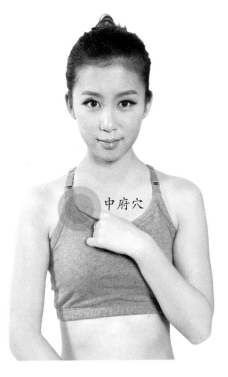

中府穴

操作方法

用食指向外顺时针揉按左侧中府穴，再用左手以同样的方式，逆时针揉按右侧中府穴，两侧各1~3分钟。

定位

本穴在胸部，横平第1肋间隙，锁骨下窝外侧，前正中线旁开6寸。

取穴原理	太渊是肺经原穴，属土，是中气的大补之穴，按摩此穴可培土生金。
功效主治	止咳化痰，通调血脉。主治咳嗽，心脉瘀阻之心痛心悸、无脉症。
穴名由来	"太"，高大尊贵之意；"渊"，深水、深潭。太渊，口中津液名，意为经气深如潭水。

掐按太渊穴

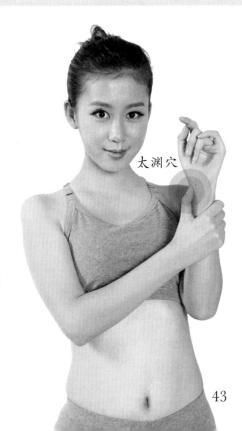

太渊穴

操作方法

用拇指指腹轻柔地掐按太渊穴 1~3 分钟，以有酸胀感为度。

定位

在腕前区，腕横纹上桡动脉桡侧凹陷中取穴，即掌后腕横纹拇指一侧，动脉靠拇指一侧的凹陷处。

43

冬季暖肺：
4 种家常食物

核桃仁

性味归经：性温，味甘，归肾、肺、大肠经。

功能：补肾固精，温肺定喘，润肠通便。用于久嗽不止、久咳喘促等。

用法：生食、炒食。

香菜

性味归经：性温，味辛，归肺、胃经。

功能：消食下气，发汗。用于风寒外束，微热无汗。

用法：鲜品 30~60 克，煎汤、凉拌、捣汁或作调味品。

禁忌：气虚、口臭、目疾者不宜吃。

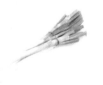

葱白

性味归经：性温，味辛，归肺、胃经。

功能：发汗解表，通阳散寒。用于外感风寒，头痛无汗。

用法：绞汁、煎汤、煮粥，或作调味品。

禁忌：体虚自汗者不宜吃。

生姜

性味归经：性微温，味辛，归肺、脾、胃经。

功能：温肺止咳，发汗解表。用于感冒风寒，肺寒或寒痰咳嗽。

用法：煎汤、绞汁、作调味品。

禁忌：阴虚内热、目疾、痔疮等患者不宜吃。

冬季暖肺：
4 种常用中药

冬虫夏草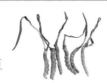

性味归经： 性平，味甘，归肺、肾经。

功效主治： 滋肺补肾，止血化痰。用于肺虚咳血等。

用法： 1~3 克，煎服。

禁忌： 有表邪者不宜用。

蛤蚧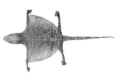

性味归经： 性平，味咸，归肺、肾经。

功效主治： 补肺肾，定喘嗽。用于肾虚气喘，肺虚咳喘等。

用法： 常用一对，焙微焦，研末，每次 0.3~0.5 克，冲服。

禁忌： 风寒或实热咳喘者忌服。

桂枝

性味归经： 性温，味辛、甘，归心、肺、膀胱经。

功效主治： 发汗解表，温通经脉，通阳化气。用于风寒表证，以及水湿停滞所致的痰饮喘咳。

用法： 1~3 克，煎服。

禁忌： 自汗、盗汗、热病伤津及阴虚发热等病证，都应慎用。

麻黄

性味归经： 性温，味辛、微苦，归肺、膀胱经。

功效主治： 发汗解表，宣肺平喘，利水。用于风寒感冒。

用法： 0.5~3 克，煎服。

禁忌： 表虚自汗、阴虚盗汗者，以及肾不纳气所致的虚喘患者慎用。

药食同源，冬季暖肺：4道精选食疗方

温补肺肾

核桃仁炒韭菜

材料：韭菜200克，核桃仁50克。

调料：盐3克，植物油适量。

做法：

1 韭菜洗净，切段；核桃仁浸泡，沥干，炒至金黄色盛出。

2 锅内留底油烧热，下韭菜段，加盐炒匀，倒入核桃仁翻炒几下即可。

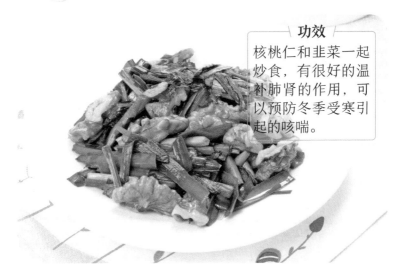

功效

核桃仁和韭菜一起炒食，有很好的温补肺肾的作用，可以预防冬季受寒引起的咳喘。

材料：红糖 30 克，鸡蛋 1 个。

调料：老姜 5 克。

做法：

1 老姜洗净，切厚片。

2 锅中加适量水，放入姜片，用小火煮 10 分钟。

3 在姜水中磕入鸡蛋做成荷包蛋，煮至鸡蛋浮起，加入红糖搅匀即可。

红糖姜汁蛋包汤

暖肺散寒，防感冒

---| 功效 |---

红糖可以散寒暖体；生姜有补中散寒的功效。二者合用，能补气养血、温经活血，有效调理感冒。

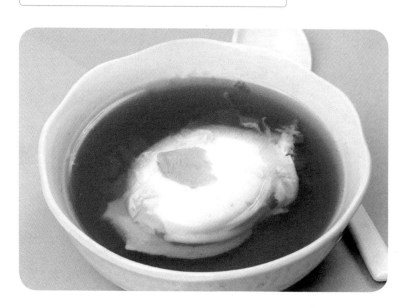

白萝卜炖羊肉

补阳，止咳喘

材料： 羊肉 500 克，当归片 10 克，白萝卜 250 克。

调料： 姜片 5 克，盐 3 克。

做法：

1 白萝卜洗净，切块；羊肉剁成小块，洗净。

2 锅中放羊肉块，加适量水，大火烧开，余烫一下，捞出羊肉块，用清水洗净。

3 锅中倒入适量水，放入羊肉块、白萝卜块、当归片、姜片，大火烧开，改小火炖至肉质酥烂，加盐调味。

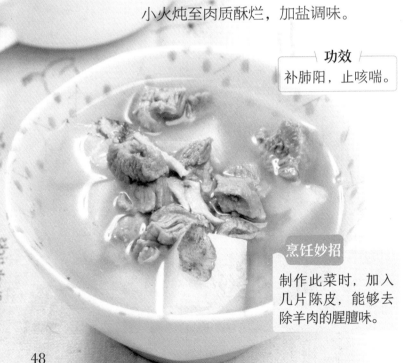

功效

补肺阳，止咳喘。

烹饪妙招

制作此菜时，加入几片陈皮，能够去除羊肉的腥膻味。

材料：苦杏仁 20 克，酸梅 8 克，大米
　　　80 克。

调料：冰糖 5 克。

做法：

1 将苦杏仁用沸水焯去皮，除去尖，洗
净；酸梅洗净；冰糖打碎；大米洗净，
浸泡 30 分钟。

2 将苦杏仁、酸梅、大米一同放入开水
锅内，大火烧沸，转用小火煮 40 分
钟，加入冰糖碎煮至化开即可。

杏仁酸梅粥

止咳化痰，润肠通便

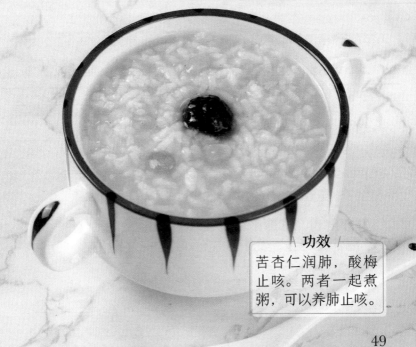

功效

苦杏仁润肺，酸梅
止咳。两者一起煮
粥，可以养肺止咳。

冬季暖肺：
5 种家用中成药

1 甘草干姜汤（颗粒）

益气和中，温中复阳。
用于肺阳虚兼气虚所致
的哮病等。

2 感冒清热颗粒

疏风散寒，解表清热。
用于风寒感冒，头痛发
热，恶寒身痛，鼻流清
涕，咳嗽咽干。

3 葛根汤颗粒

发汗解表，宣肺平喘。
用于风寒感冒，发热恶
寒，鼻塞流涕，咳嗽咽
痒，咳痰稀白，无汗，
头身疼痛。

4 小青龙颗粒

解表散寒，温肺化饮。
用于外感风寒。

5 参苏丸

**益气解表，疏风散寒，
祛痰止咳。** 用于身体虚
弱、感受风寒所致的感
冒，症见恶寒发热，头
痛鼻塞，咳嗽痰多，胸
闷呃逆，乏力气短。

六

男性养肺 18 招

潇洒有精神

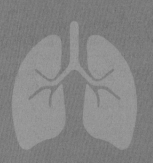

扫描二维码
有声点读新体验

男性肺不好
有哪些主要表现

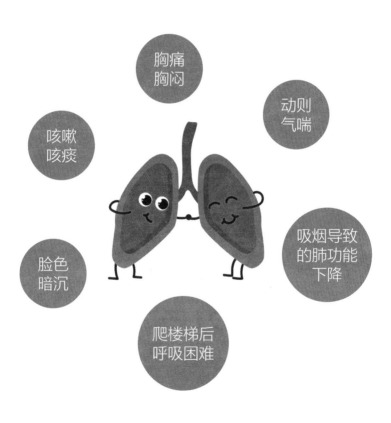

胸痛
胸闷

动则
气喘

咳嗽
咳痰

吸烟导致
的肺功能
下降

脸色
暗沉

爬楼梯后
呼吸困难

男性养肺：
3大常用穴位

对症按摩调理方

取穴原理	按摩天突能够预防咳嗽气喘。
功效主治	理肺化痰，利咽开音，宣通肺气，止咳。主治慢性咽炎、咽喉肿痛、声音嘶哑等。
穴名由来	"天"，天空；"突"，突出。该穴在气管上段，喻为肺气上通于天。

按揉天突穴

操作方法
用食指指腹慢慢地按揉天突穴1~2分钟，按摩时要轻柔温和。

定位
本穴在颈前区，胸骨上窝中央，前正中线上。

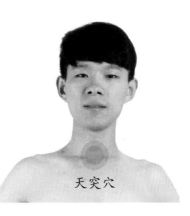

天突穴

掐按太渊穴

取穴原理

太渊穴是肺经的原穴，按摩太渊穴能够激发人体的先天之气，从而可以充实人体气血，使人体逐渐强壮。每天按摩刺激太渊穴，能够起到补肺、养肺的作用。

功效主治

宣肺平喘，理血通络，舒筋活络。主治牙齿疼痛、手腕无力疼痛、咳嗽风痰、偏正头痛等。

穴名由来

"太"，高大尊贵之意；"渊"，深水、深潭。太渊，口中津液名，意为经气深如潭水。

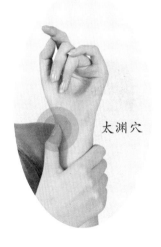

太渊穴

操作方法

用拇指指腹轻柔地掐按太渊穴1~3分钟，以有酸胀感为度。

定位

在腕前区，腕横纹上桡动脉桡侧凹陷中取穴，即掌后腕横纹大拇指一侧，动脉靠拇指一侧的凹陷处。

取穴 原理	每天垂直按摩两侧肺俞穴，能够起到补肺、养肺的作用。
功效 主治	清热止咳，宣肺平喘。主治咳嗽、气喘、支气管炎、皮肤瘙痒症等。
穴名 由来	"肺"，肺脏；"俞"，输注。该穴是肺气向后背体表传输的部位。

按揉肺俞穴

操作方法

用拇指按揉肺俞穴3~5分钟，以有酸胀感为宜。

定位

本穴在后背部，平第3胸椎棘突下，脊柱旁开1.5寸（二指宽）。

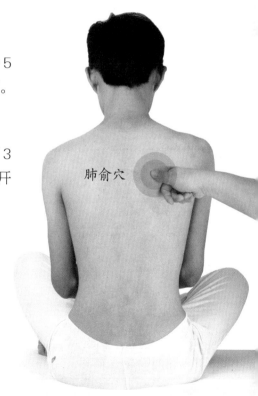

肺俞穴

男性养肺：
4 种家常食物

梨

性味归经： 性凉，味甘、微酸，归肺、胃经。

功能： 润肺生津。用于肺燥咳嗽，热病津伤之烦渴、消渴。

用法： 生食、煮食。

禁忌： 脾胃虚寒、畏冷者不宜多食。

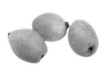

枇杷

性味归经： 性凉，味甘、酸，归肺、脾经。

功能： 润肺止咳，生津止渴。用于肺热咳嗽等。

用法： 生食。

禁忌： 风寒感冒、糖尿病患者不宜食用。

橘

性味归经： 性温，味甘、酸，归肺、胃经。

功能： 生津润肺，理气化痰。用于咳嗽痰多等。

用法： 生食。

银耳

性味归经： 性平，味甘，归肺、胃经。

功能： 润肺，止咳。用于虚劳咳嗽、痰中带血、阴虚口渴等。

用法： 煮食、做汤羹。

其他常见食物：菘菜、鸭蛋、杏子等。

男性养肺：
3 种常用中药

桑叶

性味归经：性寒，味苦、甘，归肺、肝经。

功效主治：清肺润燥。用于肺热燥咳等。

用法：1~3 克，煎服。

禁忌：体虚者慎用。

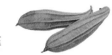

瓜蒌

性味归经：性寒，味甘、微苦，归肺、胃、大肠经。

功效主治：清热涤痰。用于肺热咳嗽、痰浊黄稠等。

用法：3~10 克，煎服。

禁忌：脾虚便溏者，以及有寒痰、湿痰之少儿忌用。

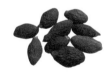

胖大海

性味归经：性寒，味甘，归肺、大肠经。

功效主治：清热润肺，利咽开音。用于肺热声哑、咽喉干痛、干咳无痰等。

用法：1~2 枚，煎服，或用沸水泡汁服。

禁忌：脾虚寒泻者慎服。

其他常用中药：川贝母、白前、桔梗、北沙参等。

药食同源，肺不虚，人强健：2道精选食疗方

桑菊茶

清肺利咽，明目

材料：桑叶、玉竹各2克，杭白菊（干品）4朵，山楂（干品）3克。

做法：将上述材料放入杯中，倒入沸水，盖盖子闷泡约8分钟后即可饮用。

功效

桑叶、杭白菊均具有疏散风热、清肺润燥、清肝明目的功效；玉竹具有养阴润燥、生津止渴的功效；山楂可以消食除积，调理脾胃。

材料：燕窝（干品）10克，银耳（干品）
　　　5克，糯米100克，莲子、枸杞
　　　子各15克，红枣3枚。

做法：

1 燕窝用清水泡发6小时；糯米洗净，
　浸泡1小时；莲子洗净，浸泡1小时；
　银耳泡软，撕小朵；红枣、枸杞子洗净。

2 锅内加适量水烧开，再放入糯米、莲
　子，大火煮沸后改小火，炖煮30分钟。

3 添加银耳炖煮10分钟，再加入燕窝、
　红枣、枸杞子炖煮5分钟即可。

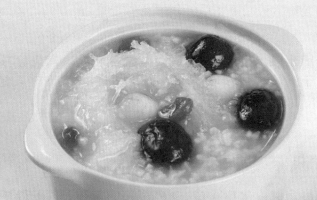

功效

滋阴润肺，清肠排
毒。能够促进烟雾
中的毒素排出。

烹饪妙招

枸杞子一般不宜和过多温
热的补品（如桂圆、人
参、红枣等）共同食用。

59

男性养肺：
6 种家用中成药

1 养阴清肺膏

养阴润燥，清肺利咽。 用于阴虚肺燥、咽喉干痛、干咳少痰等。

4 太子参口服液

益气养阴，清热润燥。 用于肺燥咳嗽、气短等。

2 川贝雪梨膏

润肺止咳，生津利咽。 用于阴虚肺热、咳嗽、喘促、口燥咽干等。

5 杏仁清肺汤

清热化痰，润燥止咳。 用于热毒肺燥、咳嗽、气喘等。

3 蜜炼川贝枇杷膏

清热润肺，化痰止咳。 用于肺燥咳嗽、痰黄而黏，以及急（慢）性支气管炎见上述症状者。

6 六味地黄丸

滋阴养肺，益气健脾。 用于肺肾阴虚之气短咳嗽、久咳不愈等。

七

女性养肺20招
气色好，皮肤好，病不找

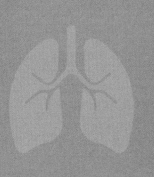

扫描二维码
有声点读新体验

女性肺不好
有哪些主要表现

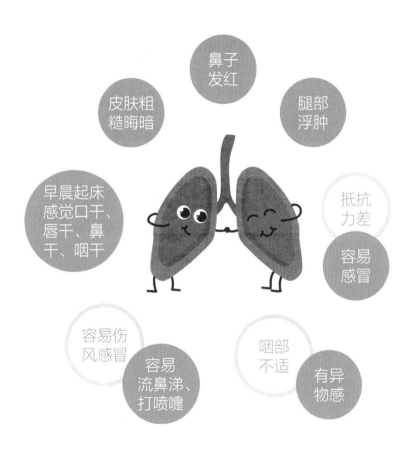

鼻子发红

皮肤粗糙晦暗

腿部浮肿

早晨起床感觉口干、唇干、鼻干、咽干

抵抗力差

容易感冒

容易伤风感冒

容易流鼻涕、打喷嚏

咽部不适

有异物感

女性养肺：
4 大常用穴位

对症按摩调理方

取穴原理	迎香属于手阳明大肠经，有疏散风热、通利鼻窍的作用，是治鼻炎的要穴。
功效主治	补气开胃，增强鼻黏膜免疫功能。主治感冒后鼻塞、流涕等。
穴名由来	"迎"，迎接；"香"，香气。该穴有开通鼻窍、迎闻香臭之功效，故名"迎香"。

按揉迎香穴

操作方法

用两侧食指指腹按住迎香穴，由内而外按揉 36 圈。

定位

在人体鼻翼外缘中点旁，鼻唇沟中间，距鼻翼两侧 1.5 厘米处即是。

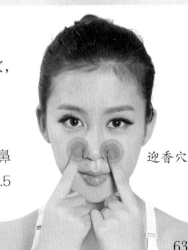

迎香穴

按揉肺俞穴	取穴原理	每天垂直按摩两侧肺俞穴，能够起到补肺、养肺的作用。
	功效主治	理气，宣肺，平喘。主治色斑、皮肤瘙痒、粉刺等。
	穴名由来	"肺"，肺脏；"俞"，输注。该穴是肺气向后背体表传输的部位。

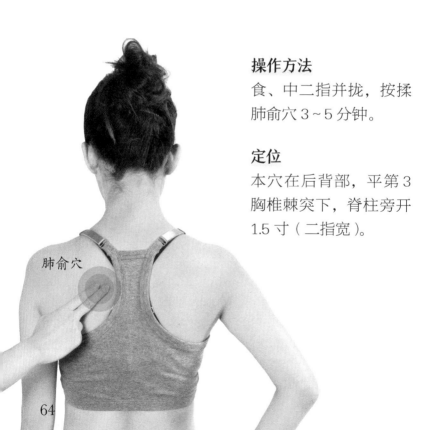

肺俞穴

操作方法
食、中二指并拢，按揉肺俞穴 3~5 分钟。

定位
本穴在后背部，平第 3 胸椎棘突下，脊柱旁开 1.5 寸（二指宽）。

取穴原理	风池穴是足少阳胆经的穴位，它具有疏风清热、通利官窍的作用。
功效主治	疏散风邪，壮阳益气，健脑提神。主治感冒、头痛、颈项强痛、目赤痛等。
穴名由来	"风"，风邪；"池"，池塘。该穴在枕骨下，局部凹陷如池，是祛风的要穴。

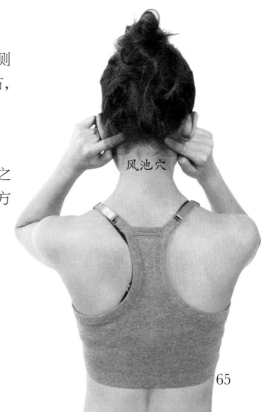

按压风池穴

操作方法

用食指尖按压颈部两侧的风池穴半分钟左右，以有酸胀感为宜。

定位

本穴在后颈部，枕骨之下，胸锁乳突肌与斜方肌上端之间的凹陷处。

风池穴

按压膻中穴

取穴原理	膻中穴归属任脉，有理气止痛、生津止咳的作用。
功效主治	止咳平喘，宽胸理气。主治胸闷、心悸、哮喘，以及产后无乳、乳腺增生等。
穴名由来	"膻"，为心脏阻挡邪气的保护膜；"中"，中央。该穴位于胸部中央，故名"膻中"。

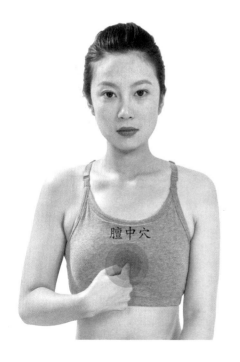

膻中穴

操作方法

用一只手的拇指或食指稍向下用力按压膻中穴半分钟，然后沿顺时针、逆时针各按揉6次，以有酸麻胀感为度。

定位

本穴在胸部，横平第4肋间隙，前正中线上，位于两乳头之间连线的中点。取穴时可正坐或仰卧。

女性养肺：
4 种家常食物

银耳

性味归经：性平，味甘，归肺、胃经。

功能：滋补生津，润肺。用于肺燥咳嗽等。

用法：煮食、做汤羹。

香蕉

性味归经：性寒，味甘，归肺、胃、大肠经。

功能：清热解毒，润肺滑肠。用于肺燥咳嗽等。

用法：生食、煎炸、煮食。

禁忌：脾胃虚寒者不宜多食，且不宜空腹食用。

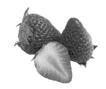

草莓

性味归经：性凉，味甘、酸，归肺、脾经。

功能：润肺生津止咳。用于干咳日久不愈、咽喉不利等。

用法：生食。

禁忌：脾胃虚寒、肺寒咳嗽者不宜多吃。

燕窝

性味归经：性平，味甘，归肺、胃、肾经。

功能：养阴润燥，化痰止嗽，补而能清。用于肺阴虚所致的支气管炎、久咳痰喘、咯血等。

用法：熬粥。

其他常见食物：木耳、梨、柿子、杏子、枇杷、橘等。

女性养肺：
3种常用中药

太子参

性味归经：性平，味甘、微苦，归脾、肺经。

功效主治：生津润肺。用于气虚肺燥、咳喘气短，以及肺气阴两虚等。

用法：2~5克，煎服。

禁忌：不宜与藜芦同用。

百合

性味归经：性寒，味甘，归心、肺经。

功效主治：养阴润肺。用于肺燥或肺阴虚所致之久咳等。

用法：3~5克，煎服。

禁忌：气滞痰湿者禁服，脾虚便溏者慎服。

平贝母

性味归经：性微寒，味苦、甘，归心、肺经。

功效主治：清热润肺，化痰止咳。用于痰热壅肺所致之咳嗽、痰多胸闷、咳痰带血等。

用法：3~9克，煎服。因其价格较贵，以研粉吞服为佳，每次1~2克。

禁忌：不宜与川乌、制川乌、草乌、制草乌、附子同用。

> **其他常用中药**：桑叶、瓜蒌、罗汉果、甘草、蜂蜜、玉竹、黄精等。

药食同源, 养气血, 强体质: 3 道精选食疗方

润肺, 通便

香蕉粥

材料: 香蕉 200 克, 粳米 50 克。

做法:

1 粳米淘洗干净; 香蕉剥皮, 切片。

2 锅中加适量水煮沸, 把洗净的粳米倒入锅内, 煮为稀粥, 粥快熟时将香蕉片放入锅内, 煮至米开花、汤液黏即可。

| 功效 |

补肺气, 清热润肠。

健脾养肺

水果豆腐

材料: 嫩豆腐 30 克, 草莓 15 克, 橘子 1 个, 小番茄 15 克。

做法:

1 豆腐切块, 放入开水中煮熟, 捞出。

2 草莓洗净, 去蒂, 切碎; 橘子瓣去核, 切碎。

3 小番茄洗净, 去皮, 去籽, 切碎。

4 将豆腐块、草莓碎、橘子碎、小番茄碎倒入碗中, 拌匀即可。

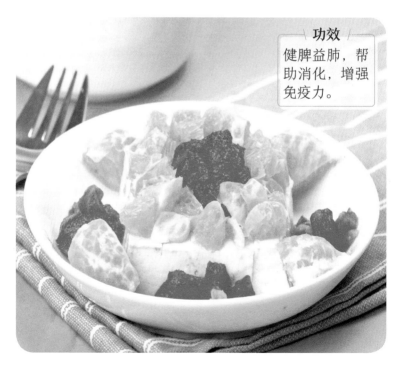

功效

健脾益肺, 帮助消化, 增强免疫力。

材料：猪肝 500 克，太子参 15 克。

调料：姜、葱、酱油各适量。

做法：

1 将太子参和猪肝分别洗净。

2 将太子参放入砂锅中煮 30 分钟左右，再放入猪肝同煮 5 分钟，捞出，切片，然后用姜、葱、酱油等炒猪肝片。

温馨提示： 本方应在医生指导下使用。

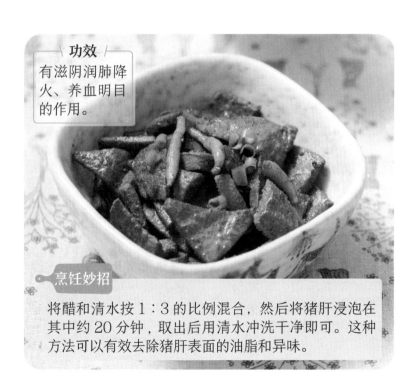

功效

有滋阴润肺降火、养血明目的作用。

烹饪妙招

将醋和清水按 1：3 的比例混合，然后将猪肝浸泡在其中约 20 分钟，取出后用清水冲洗干净即可。这种方法可以有效去除猪肝表面的油脂和异味。

女性养肺：
6 种家用中成药

1 川贝雪梨膏

润肺止咳，生津利咽。
用于阴虚肺热之咳嗽、喘促、口燥咽干等。

2 养阴清肺丸

养阴润肺，清肺利咽。
用于阴虚肺燥之咽喉干痛、干咳少痰等。

3 蜜炼川贝枇杷膏

清热润肺，化痰止咳。
用于肺燥咳嗽、痰黄而黏，以及急（慢）性支气管炎见上述症状者。

4 百合固金丸

养阴润肺，止咳化痰。
用于咽干喉痛、痰中带血、肺肾阴虚等。

5 玉屏风颗粒

益气，固表，止汗。用于阴虚肺热引起的多汗、体虚等。

6 复方鲜竹沥液

清热化痰，止咳。用于治疗痰热咳嗽、痰黄黏稠等。

八

3种常见肺系疾病对症调理
强健肺，保平安

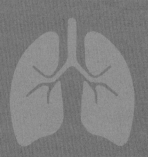

感冒

祛风解表，提高免疫力

典型症状　☑鼻塞　☑流涕　☑恶寒发热　☑咳嗽　☑头痛　☑周身酸楚不适

病因分析

常由起居失宜、过度疲劳等导致正气不足，或气候骤变、涉水冒雨等导致机体卫外功能难以适应，或六淫、时行之邪侵袭人体而致。

对症取穴

列缺穴、合谷穴、风池穴、大椎穴、外关穴。

常用食材

葱白、生姜、香菜等。

常用中药

薄荷、香薷、桑叶、紫苏、葛根、白芷、蝉蜕、防风等。

常用中成药

玉屏风口服液、桑菊感冒片、银翘解毒片、风热感冒颗粒、维C银翘片。

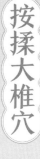

按揉大椎穴

取穴原理	大椎穴为手足三阳经与督脉的交会处，且督脉为"阳脉之海"，主一身之阳气，补之可固护正气，提高机体免疫力。
功效主治	扶正祛邪，提高机体免疫力，防治感冒。
穴名由来	"大"，巨大；"椎"，椎骨。古称第1胸椎棘突为大椎，穴在其上方，故名。

操作方法

用食指端按揉大椎穴3~5分钟，以有酸胀感为宜。

定位

本穴在颈后部，第7颈椎棘突下凹陷中，后正中线上。

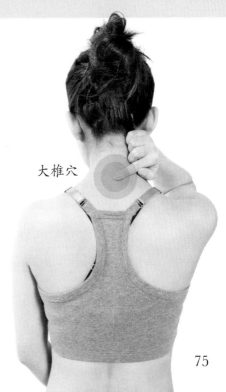

大椎穴

简单小动作，改善感冒

扩胸运动
增加肺活量

方法：两臂屈肘置于胸前，与地面平行，手心向下。两臂用力向两侧打开，使胸部充分扩开。扩胸时吸气，屈臂时呼气。每次扩胸 15 ~ 20 下。

功效：锻炼呼吸系统功能，增加肺活量。

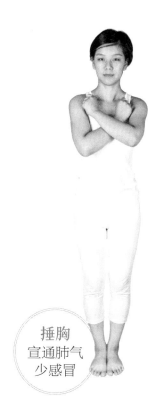

捶胸
宣通肺气
少感冒

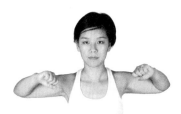

方法：双拳轮流击打对侧胸部各 5 次。

功效：补肺气，畅通呼吸，防感冒。

银耳枸杞羹
滋阴润肺，防感冒

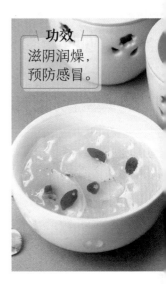

功效
滋阴润燥，
预防感冒。

材料：银耳5克，冰糖50克，枸杞子6克。

做法：

1 银耳用温水浸泡30分钟，待其发透后将蒂头摘去，将杂质拣去。

2 将银耳撕成片状，放入锅内，加水适量，大火煮沸后，再用小火熬1小时，然后加入冰糖、枸杞子，直至银耳炖烂即可。

黄芪山药茶
增强抵抗力，防感冒

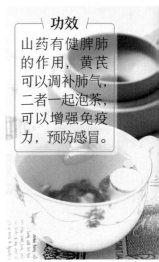

功效
山药有健脾肺的作用，黄芪可以调补肺气，二者一起泡茶，可以增强免疫力，预防感冒。

材料：黄芪、山药各5克，茉莉花3克。

做法：

1 黄芪、山药、茉莉花均用流动的自来水冲净。

2 将黄芪、山药、茉莉花一起放入杯中，倒入沸水，盖盖子闷泡约5分钟后即可饮用。

咳嗽
理肺止咳

病因分析

外感咳嗽为六淫外邪袭肺所致；内伤咳嗽为脏腑功能失调累及肺所致。

对症取穴

肺俞穴、列缺穴、合谷穴、中府穴、太渊穴、三阴交穴。

常用食材

水芹、黄芽白菜、猪肉、鸭肉、生姜。

常用中药

麻黄、桑叶、紫苏叶、牛蒡子、马勃、青果、四季青、苍术、旋覆花、白前。

常用中成药

急支糖浆、小青龙合剂、川贝枇杷糖浆、通宣理肺丸、感冒清热颗粒、荆防颗粒、桑菊感冒片、银翘解毒片、止嗽定喘口服液、参苏丸。

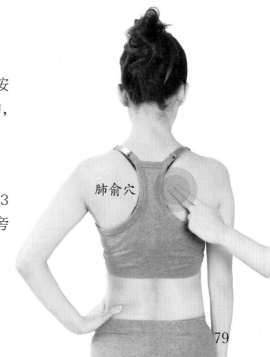

按揉肺俞穴

取穴原理	咳嗽的病位主要在肺，肺俞为肺气所注之处，位邻肺脏，可调理肺脏气机，使其清肃有权。该穴泻之宣肺、补之益肺，对于咳嗽，无论虚实或外感内伤，均可使用。
功效主治	宣肺止咳平喘。
穴名由来	"肺"，肺脏；"俞"，输注。该穴是肺气向后背体表传输的部位。

操作方法
用食、中二指指端按揉肺俞穴3~5分钟，以有酸胀感为宜。

定位
本穴在后背部，平第3胸椎棘突下，脊柱旁开1.5寸（二指宽）。

肺俞穴

简单小动作，改善咳嗽

方法：

1 坐在椅子上，身体直立，双腿自然分开，双手放在大腿上。

2 闭目，吸气的同时用双手手掌在胸部两侧由上至下轻拍，呼气时从下向上轻拍，持续 10 分钟。

功效： 宣通肺气，改善咳嗽。

拍肺操
畅通呼吸
改善咳嗽

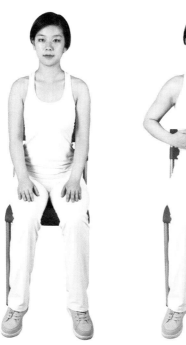
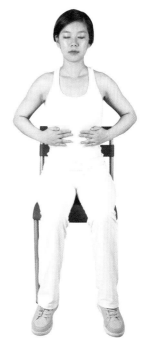

桑叶金菊饮
疏散风热，止咳嗽

材料：金银花、菊花、桑叶各 5 克。

调料：冰糖适量。

做法：用开水冲泡 10 分钟，饮用时放入冰糖。

用法：代茶饮。

> **功效**
> 疏散风热，缓解风热感冒引起的咳嗽、痰多等。

苏叶陈皮粥
散寒止咳

材料：紫苏叶、陈皮各 10 克，大米 100 克。

做法：

1 将大米洗净，浸泡 30 分钟；陈皮、紫苏叶洗净。

2 将紫苏叶放入锅中，加入适量清水，开火煎煮 15 分钟左右，滤渣留汤。将大米和陈皮放入，煮至粥稠即可。

> **功效**
> 疏散风寒，止咳。

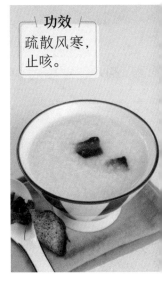

哮喘

通宣肺气，止哮平喘

典型症状 ☑呼吸急促 ☑喉中哮鸣 ☑不能平卧

病因分析

宿痰伏肺为主因，外邪侵袭、饮食不当、情志刺激、体虚劳倦为诱因。

对症取穴

肺俞穴、中府穴、太渊穴、定喘穴、膻中穴。

常用食材

豆腐、羊肉、鹌鹑蛋、鲤鱼。

常用中药

余甘子。

常用中成药

固本咳喘片、止嗽定喘口服液、咳喘宁口服液、消咳喘胶囊。

取穴原理	肺俞、中府是肺之俞、募穴，俞募相配，可调理肺脏、平喘。
功效主治	宣肺止咳平喘。
穴名由来	"肺"，肺脏；"俞"，输注。该穴是肺气向后背体表传输的部位。

按揉肺俞穴

操作方法

用食、中二指指端按揉肺俞穴3~5分钟，以有酸胀感为宜。

定位

本穴在后背部，平第3胸椎棘突下，脊柱旁开1.5寸（二指宽）。

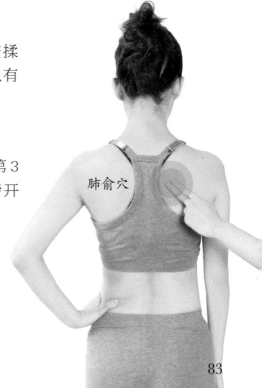

肺俞穴

<table>
<tr><td rowspan="6">按揉中府穴</td><td>取穴原理</td><td>肺俞、中府是肺之俞、募穴，俞募相配，可调理肺脏、平喘。</td></tr>
<tr><td>功效主治</td><td>止咳平喘，和胃利水。主治咳嗽、气喘、胸痛等。</td></tr>
<tr><td>穴名由来</td><td>"中"，中焦；"府"，处所。肺经起于中焦，中府是中焦脾胃之气聚汇肺经之处。</td></tr>
</table>

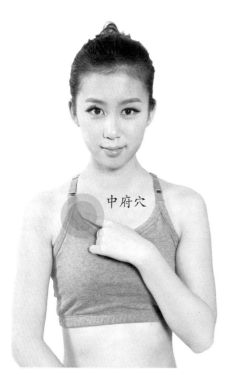

中府穴

操作方法

右手食指向外顺时针揉按左侧中府穴，再用左手以同样的方式，逆时针揉按右侧中府穴，两侧各 1~3 分钟。

定位

本穴在胸部，横平第 1 肋间隙，锁骨下窝外侧，前正中线旁开 6 寸。

简单小动作，改善哮喘

摩喉
利咽喉
止咳喘

方法：上身端直，坐、立均可，仰头，颈部伸直，用手沿咽喉部向下按摩，直到胸部。双手交替按摩 1~3 分钟。

功效：清利咽喉，止咳化痰。

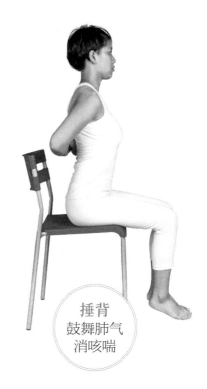

捶背
鼓舞肺气
消咳喘

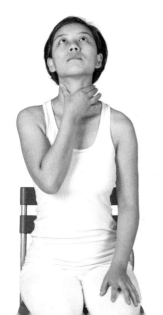

方法：端坐，腰背自然挺直，放松，两手握空拳，捶脊背中央及两侧各 30 次。

功效：畅胸中之气，通脊背经脉，同时有健肺养肺的功效。

85

补肺平喘

木耳豆腐粥

材料： 木耳（干品）5 克，豆腐 50 克，大米 100 克。

调料： 姜丝、蒜片、葱花各 3 克，盐 2 克，香油适量。

做法：

1 大米洗净，用清水浸泡 30 分钟；木耳泡发，洗净，撕小片；豆腐洗净，切块。

2 锅内加适量清水烧开，放入大米，用大火煮至米粒绽开，放入木耳片、豆腐块，再放入姜丝、蒜片，改用小火煮至粥成后，放入香油、盐、葱花即可。

┌ **功效** ┐
补肺平喘，
止咳化痰。

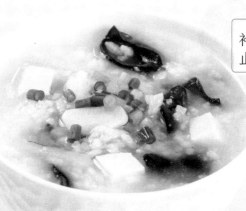

材料：山药 200 克，羊肉 150 克。

调料：葱花、姜末、蒜末、水淀粉、盐、清汤、植物油各适量。

做法：

1 将山药洗净，去皮，切片；羊肉洗净，切块，用植物油煸炒至变色后盛出。

2 锅置火上，倒植物油烧至八成热，放入葱花、姜末、蒜末爆出香味，放入山药片翻炒，倒入适量清汤，加入羊肉块，加盐调味，用水淀粉勾芡即可。

补益肺肾，平喘

山药羊肉汤

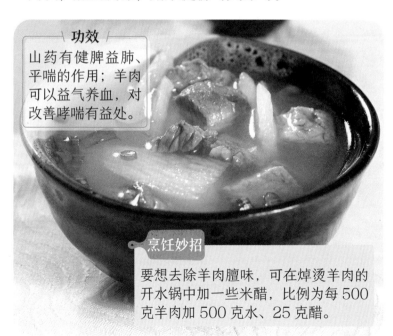

| 功效 |
山药有健脾益肺、平喘的作用；羊肉可以益气养血，对改善哮喘有益处。

烹饪妙招

要想去除羊肉膻味，可在焯烫羊肉的开水锅中加一些米醋，比例为每 500 克羊肉加 500 克水、25 克醋。